CONTRIBUTION A L'ÉTUDE

DES

PLAIES DE LA CORNÉE

Par le Docteur

ALBERT-ANTOINE POIRSON

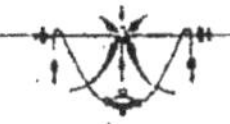

LYON

IMPRIMERIE A. WALTENER ET Cie

14, rue Belle-Cordière, 14

1883

CONTRIBUTION A L'ÉTUDE

DES

PLAIES DE LA CORNÉE

CONTRIBUTION A L'ÉTUDE

DES

PLAIES DE LA CORNÉE

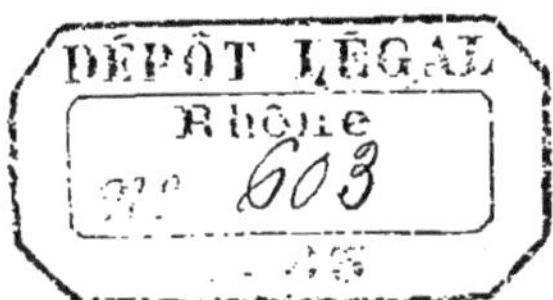

Par le Docteur

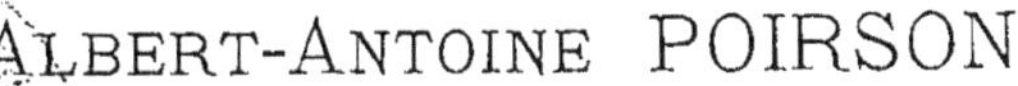

ALBERT-ANTOINE POIRSON

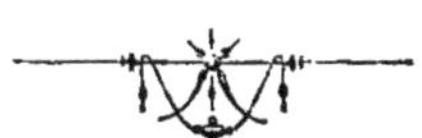

LYON

IMPRIMERIE A. WALTENER ET Cie

14, rue Belle-Cordière, 14

1883

AVANT-PROPOS

Au titre modeste de cette thèse on peut voir que je n'ai pas l'intention de produire une étude de grande portée : lorsque j'ai commencé mes recherches en compulsant et en relevant les observations de tous les traumatismes de l'œil qui sont conservés depuis quatre ans à la clinique de M. le professeur Gayet, mon but était d'entreprendre une étude médico-légale des blessures de la cornée aussi complète que possible et à la portée des praticiens ordinaires : malheureusement la bonne volonté ne suffit pas en pareille matière et je me suis bien vite aperçu que, moi-même, praticien très ordinaire, je n'avais ni la compétence ni le temps nécessaire à pareille œuvre.

Ce sujet des traumas cornéens au point de vue médico-légal, que, je le sais, M. le professeur Lacassagne voudrait voir aborder par l'un de nous, reste entier, et je n'apporte qu'une contribution à son étude.

Je n'ai pas voulu que les laborieuses recherches que j'ai faites fussent perdues, et je me suis borné à établir des tableaux synoptiques de toutes les observations relevées, tableaux faciles à lire, et que j'ai fait suivre des réflexions que leur étude m'a suggérées au double point de vue du pronostic et des responsabilités judiciaires.

J'aurais pu, comme d'autres ont fait, redire sur ce sujet des blessures de la cornée, quantité de vérités trouvées par des maîtres et répétées maintes fois par des élèves, j'ai pensé qu'il valait mieux rester personnel, quitte à être médiocre.

Avant de terminer cet avant-propos que mon maître M. le professeur Gayet me permette de le remercier ici pour la grande bienveillance qu'il m'a toujours témoignée et les réels services qu'il m'a rendus en maintes circonstances.

Il me permettra en outre, de dégager ici sa responsabilité scientifique pour ce travail sans grande valeur qui, bien que fait dans son laboratoire, ne m'en est pas moins personnel : comme je l'ai déjà dit, c'est là ma seule excuse.

Plan et Division

Comme nous l'avons dit dans notre avant-propos nous nous sommes borné à dresser des tableaux synoptiques de toutes les observations que nous avons recueillies. Les observations sont désignées par des lettres, toutes ces lettres ont leurs colonnes dans lesquelles se trouvent indiquées par deux tirets les complications et symptômes, le traitement et les conséquences au moins aussi exactement que le permettait la teneur souvent sommaire des observations originales.

Nous avons divisé nos plaies de la cornée en plaies contuses, plaies par instruments tranchants, plaies par piqûres ; nous avons en outre traité en un paragraphe spécial des plaies par instruments tranchants, les conséquences des plaies chirurgicales au point de vue de l'astigmatisme régulier ; enfin nous avons consacré un dernier paragraphe aux corps étrangers.

On remarquera que nous avons dit plaies contuses

et non plaies par instruments contondants, car il est difficile de dire quand un instrument est contondant et seulement contondant, car souvent, et en même temps, il pique, coupe et déchire.

De même, et pour la même raison, nous avons dit piqûres et non plaies par instruments piquants.

En revanche, il est facile de dire lorsqu'un instrument est coupant et seulement coupant, nous avons donc conservé les plaies par instruments tranchants. Nous avons omis de parler des plaies par fractures de Fano, car elles sont contestées par la plupart des chirurgiens.

Dans chaque genre de plaie nous avons classé les observations d'après la nature de l'instrument vulnérant, estimant que les modes de traumatisme, se répétant presque toujours les mêmes, leur groupement ainsi compris était particulièrement favorable à leur étude, principalement au point de vue du pronostic.

En effet un éclat de bois aussi bien qu'un éclat de pierre produisent sur la cornée une plaie contuse, et pourtant quelle différence dans la gravité de ces blessures et même dans la façon dont la cornée réagit sous leur action !

CHAPITRE I

§ I. — **Plaies contuses** *(Eclats de pierre)*

	α	β	γ	δ	ε	ξ	η	θ	λ	μ	ρ	π	υ	a
Non pénétrante...				»		»		»	»		»	»		
Pénétrante — partielle...	»	»	»		»		»			»			»	»
Pénétrante — totale														
Pénétrante — à cheval (1)														
Abcès														
Ulcère à hypopyon						»		»		»				
Hernie..........		»												
Enclavement.....														
Iritis..........										»		»		
Cataracte........	»		»											»
Ophthalmite			»		»		»							
Sympathie.......														
Journées de trait..	30	20			8	10	14			25	2	29		25
Guérison........								»	»		»	»	»	
Albugo..........														
Leucôme........														
Néphélion				»		»				»				
Vision														
Synéchie........	»			»										»
Enucléation					»		»							
Phthisie.........														

(1) *A cheval* veut dire intéressant à la fois la sclérotique et la cornée.

Plaies contuses (suite) *(Eclats de pierre)*

	b	*c*	*d*	*e*	*f*	*g*	*h*	*i*	*j*	*k*	*l*	*m*	*n*	*o*
Non pénétrante...			»	»	»	»		»	»	»	»		»	»
Pénétrante { partielle...	»						»					»		
Pénétrante { totale		»												
Pénétrante { à cheval..														
Abcès														
Ulcère à hypopyon			»		»					»			»	
Hernie														
Enclavement.....														
Iritis	»			»							»	»		»
Cataracte........	»	»										»		
Ophthalmite			»											
Sympathie.......														
Journées de trait.	24	40			45	2		15	8	45	23	13	8	22
Guérison........							»	»	»				»	»
Albugo						»								
Leucôme........				»						»				
Néphelion														
Vision	(1) q	0				0								
Synéchie........	»			»							»	»		
Enucléation......			»											
Phthisie														

(1) *q* veut dire quantitative.

Plaies contuses (suite) *(Eclats de pierre)*

	p	*q*	*r*	*s*	*t*	*u*	*v*	*x*	*y*	*z*	*a'*	*b'*	*c'*	*d'*
Non pénétrante...	»			»			»					»		
Pénétrante — partielle...		»	»		»	»		»	»	»	»		»	»
Pénétrante — totale.....														
Pénétrante — à cheval ..														
Abcès														
Ulcère à hypopyon.	»		»					»	»		»	»		
Hernie..........								»		»				
Enclavement.....								»		»				
Iritis...........	»	»		»		»	»						»	»
Cataracte........			»			»							»	
Ophthalmite														»
Sympathie.......										»				
Journées de trait..	30	38		30	25				30		28			
Guérison........				»	»		»							
Albugo														
Leucôme........			»											
Néphélion														
Vision..........		0				0		q	$\frac{1}{15}$		$\frac{2}{3}$	0	»	
Synéchie........			»										»	
Enucléation			»							»				»
Phthisie		»												

Les plaies contuses par éclat de pierre sont celles qui se rencontrent le plus souvent dans nos relevés d'observations : quarante-deux fois sur cent trois.

Parmi ces quarante-deux plaies par éclat de pierre, vingt-trois sont pénétrantes et dix-neuf non pénétrantes.

Bien souvent les plaies non pénétrantes sont plus contuses, car elles ont été produites par des éclats qui, quoi qu'animés d'une assez grande force de propulsion, ont agi, grâce à leur forme, plus en contondant qu'en coupant ; ils ont fait plus de dégâts en surface qu'en profondeur.

Cette remarque aura son application lorsque nous envisagerons la plus grande fréquence des kératites à hypopyon chez les porteurs de plaies contuses non pénétrantes.

Nous notons trois guérisons avec les plaies pénétrantes et neuf avec les plaies non pénétrantes.

A propos de ces guérisons nous allons faire une remarque qui aura une portée générale : les observations originales portent *guérison*, mais ces observations sont quelquefois incomplètes et souvent des suites, telles que petites taches, néphélions légers doivent être passés sous silence.

Les synéchies ont cinq fois suivi la guérison des plaies pénétrantes, deux fois celle des plaies non pénétrantes.

Les plaies pénétrantes présentent neuf cataractes, ce qui ne doit pas étonner, si l'on songe que les éclats de pierre sont tranchants et peuvent blesser la capsule ou bien au contraire sont volumineux et produisent de la commotion, qui on le sait peut amener des troubles cristalliniens.

Les plaies non pénétrantes ne présentent pas de cataracte.

Nous remarquons en tout douze kératites à hypopyon, ce qui est un nombre considérable, si nous envisageons le nombre total des traumas : quarante deux ; de ces douze kératites, six guérissent sans grand dommage, trois sont suivies de $\nu = o$, $\nu = q$, $\nu = 1/15$, trois autres entraînent l'énucléation.

Sur ces six cas de kératite à hypopyon suivis de mauvais résultats, cinq appartiennent à des plaies pénétrantes et un à une plaie non pénétrante qui s'est compliquée de panophthalmie ; si l'on considère le résultat final de ces kératites à hypopyon, on voit que le pronostic est beaucoup plus favorable pour les plaies non pénétrantes, et ce pronostic se maintient plus favorable, soit qu'il s'agisse de guérisons obtenues, soit qu'il s'agisse des synéchies ou des cataractes.

Aussi nous pouvons conclure : 1° Que les traumas par éclats de pierre sont toujours chose grave, car rarement (12/42) la guérison est à peu près complète ;

2° Que la complication la plus redoutable après la panophthalmie et la cataracte est, pour les plaies non pénétrantes surtout, l'ulcère à hypopyon, qui grâce au traitement de Sœmisch a perdu beaucoup de sa gravité ;

3° Que beaucoup de guérisons sont suivies de leucômes, néphélions, albugos, synéchies gênant plus ou moins la vision et pouvant entraîner, les synéchies tout au moins, la réaction sympathique sur l'œil sain. Je ne terminerai pas ces considérations sur le pronostic sans faire remarquer en passant que les plaies non pénétrantes par éclat de pierre se compliquent beaucoup plus fréquemment (8/12) de kératites à hypopyon que les plaies pénétrantes de la même catégorie, comme si l'état contus et déchiqueté de la plaie cornéenne constituait un terrain favorable au développement des germes septiques, et cela, surtout, quand la plaie est étendue en surface.

---

§ II. — **Plaies contuses** (suite) *(Éclats de fer)*

	a	*b*	*c*	*d*	*e*	*f*	*g*	*h*	*i*	*j*
Non pénétrante			»		»					
Pénétrante. — partielle	»	»		»			»	»	»	»
Pénétrante. — totale						»				
Pénétrante. — à cheval										
Abcès										
Ulcère à hypopyon			»						»	
Hernie							»			
Enclavement										
Iritis			»		»	»			»	
Cataracte	»		»		»	»		»		»
Ophthalmite									»	
Glaucôme				»						»
Sympathie		»								
Journées de traitement	75	20	28	37				47	14	30
Guérison										
Albugo										
Leucôme										
Néphélion				»						
Vision		0	q.		0	0	$\frac{7}{10}$	0		
Synéchies	»						»	»		
Enucléation		»							»	»
Phthisie		»								
Staphylôme opaque		»								
Phlegmon de l'orbite										

Plaies contuses (suite) *(Eclats de fer)*

	k	*l*	*m*	*n*	*o*	*p*	*q*	*r*	*s*
Non pénétrante									
Pénétrante . partielle	»	»		»		»	»	»	»
Pénétrante . totale									
Pénétrante . à cheval			»		»				
Abcès									
Ulcère à hypopyon	»	»		»		»			
Hernie				»	»		»		
Enclavement					»				
Iritis							»	»	»
Cataracte	»					»	»	»	»
Ophthalmite		»		»					»
Glaucome	»								
Sympathie									
Journées de traitement	s. d. (1)	20	15		30	45	78	22	9
Guérison									
Albugó									
Leucôme									
Néphélion									
Vision	q.		$\frac{6}{100}$	0			q.	q.	
Synéchies	»				»		»		
Enucléation		r. (2)		»					»
Phthisie									
Staphylôme opaque									
Phlegmon de l'orbite		»							

(1) s. d. signifie *se dérobe*. — (2) r. signifie *refusée*.

Remarquons tout d'abord que les éclats de fer, à cause de leur poids sans doute, épuisent rarement leur force de propulsion dans les lames superficielles de la cornée et qu'ils perforent ordinairement (dix-sept fois sur dix-neuf).— Sur les onze observations où il y a complication de cataracte, nous avons remarqué que plusieurs fois la lésion cristallinienne était le fait de la contusion, et cela notamment dans les deux seuls cas où la cornée n'a pas été perforée. On peut s'expliquer ce fait en remarquant qu'un éclat de fer présente ordinairement une certaine masse et est souvent peu coupant.

Dans quatre cas il y a eu panophthalmie, et trois fois, à la suite de kératite à hypopyon ; toujours chez des malades porteurs de plaies perforantes. Si nous nous rappelons que déjà les kératites à hypopyon, qui avaient compliqué des plaies perforantes par éclat de pierre, avaient été particulièrement fâcheuses, nous serons tenté de croire que lorsque l'ulcère de Sœmisch atteint des plaies perforantes de la cornée, il a une gravité beaucoup plus considérable que lorsqu'il évolue sur une plaie contuse non pénétrante, et, en effet, nous trouvons la confirmation de ce fait à l'observation *C* des plaies que nous étudions en ce moment : observation dans laquelle nous voyons un ulcère de Sœmisch compliquer une plaie non pénétrante et se terminer par guérison : $v = o$ par cataracte.

Nous avons précédemment énoncé à propos des plaies par éclat de pierre, cette supposition que les plaies contuses sans perforation s'accompagnaient plus fréquemment de kératite à hypopyon que lorsqu'il y avait perforation, or, ici nous trouvons quatre plaies perforantes compliquées d'hypopyon pour une non perforante : mais il faut remarquer que la proportion des plaies non perforantes aux plaies perforantes est de 2/19, proportion qui ne signifie rien du reste, vu le nombre bien restreint des observations. Mais, on pourrait s'étonner que l'ulcère frappe les plaies perforantes par éclat de fer dans la proportion de 1/4 alors qu'il ne frappe les plaies similaires par éclat de pierre, que dans la proportion de 1/6; nous ferons remarquer que, dans le cas qui nous occupe, il est probable que les plaies par éclat de fer frappées par l'ulcère étaient des plaies à perforation étroite et à bords fortement contus, et en effet, nous voyons qu'il n'y a pas de cataracte concomitante, ce qui prouve que l'éclat n'est pas allé profondément et qu'il ne s'est pas accompagné d'une forte commotion, le tout s'expliquant très bien par une action oblique et plutôt déchirante que perforante, produisant une plaie à large surface et perforante par un point étroit.

Nous ferons également remarquer l'observation (*l*) où un phlegmon de l'orbite a suivi une panophthalmie, le malade ayant refusé l'énucléation. C'est là un cas important au point de vue médico-légal, car il montre que le malade par le fait de son refus de se soumettre à un traitement rationnel peut amener une catastrophe (méningite possible) dont évidemment il doit être regardé comme seul responsable. En somme, et pour nous résumer, nous notons dans les observations qui nous occupent six énucléations, quatre visions = O, quatre visions = Q, les trois cas les plus favorables sont deux guérisons avec synéchies et une autre avec $V = 7/10$; le pronostic des plaies par éclat de fer est donc fort grave.

---

§ III. — **Plaies contuses** (suite) *(Eclats de bois)*

	a	*b*	*c*	*d*	*e*	*f*	*g*	*h*	*i*
Non pénétrante	»			»	»	»			
Pénétrante — Partielle		»	»				»		»
Pénétrante — Totale									
Pénétrante — A cheval								»	
Abcès	»								
Ulcère à hypopyon				»					
Hernie									
Enclavement									»
Iritis		»	»	»	»	»	»		»
Cataracte						»		»	»
Ophthalmite									
Eventration									
Sympathie			»				»		
Jours de traitement						s. d.	s. d.	70	17
Guérison	»			»					
Albugo									
Leucôme						»			
Néphélion									
Vision		$\frac{1}{36}$	$\frac{1}{15}$		$\frac{1}{12}$		q	0	q
Synéchies					»			»	»
Enucléation			»				r		
Phthisie								»	

Plaies contuses (suite) *(Eclats de bois)*

	j	*k*	*l*	*m*	*n*	*o*	*p*	*q*	*r*
Non pénétrante							»		
Pénétrante — Partielle		»		»	»	»		»	
Pénétrante — Totale			»						»
Pénétrante — A cheval									»
Abcès									
Ulcère à hypopyon							»		
Hernie									
Enclavement		»			»				
Iritis		»				»		»	
Cataracte				»	»	»		»	
Ophthalmie									
Eventration									»
Sympathie									
Jours de traitement		s. d.		s. d.	s. d.		19		
Guérison									
Albugo									
Leucôme							»		
Néphélion									
Vision		q	$\frac{1}{15}$					0	0
Synéchies			»	»				»	
Enucléation						r			»
Phthisie									

Il est à remarquer que de ces dix-sept plaies contuses de la cornée, deux seulement ont été compliquées de kératite à hypopyon ; ne serait-ce pas parce que les éclats de bois se faisant toujours selon le sens des fibres ligneuses, et souvent en forme de coin, agissent autant et plus en piquant qu'en contondant.

On peut aussi noter que ces deux kératites à hypopyon ont compliqué des plaies non pénétrantes, ce qui concorde avec la proposition que nous avons déjà énoncée, à savoir que l'ulcère de Sœmisch complique plus fréquemment des plaies non pénétrantes.

Sur ces dix-sept plaies, dix ont été compliquées d'iritis, sept de cataractes (ces dernières dues évidemment à la profondeur du trauma.) Il ne faut pas non plus passer sous silence deux observations (*b* et *c*) dans lesquelles nous voyons dans un cas l'iritis se développer vingt ans après le traumatisme et dans l'autre la sympathie se montrer au bout de six mois et entraîner l'énucléation, tant il est vrai que lorsqu'il s'agit d'un traumatisme de l'œil il est impossible d'évaluer d'une façon absolue le dommage causé, et qu'un œil traumatisé est toujours susceptible d'éveiller de la sympathie, soit que l'iris soit resté adhérent, soit que, même alors que l'on a toute raison de croire le contraire, il est resté quelques débris de corps étrangers qui, grâce à leur extrême petitesse, sont restés silencieux. Ne pourrait-on pas encore assimiler un tissu cicatriciel, quelque ténu qu'il soit, à un corps étranger ?

Quoiqu'il en soit je crois, qu'en toute justice un dommage pour traumatisme oculaire doit toujours, et pour cette raison, être estimé plutôt au-dessus qu'au-desous de sa valeur apparente.

Dans le traitement de ces dix-sept cas, quatre fois l'énucléation a été proposée, deux fois elle a été refusée; il est bien certain que dans ces derniers cas, si plutard le second œil était perdu par sympathie, le blessé aurait par son refus endossé toute responsabilité.

En somme : deux guérisons seulement, qui toutes les deux surviennent avec des plaies non pénétrantes : ce qui prouve une fois de plus que d'une façon générale les plaies non pénétrantes sont moins graves.

Quatre énucléations ; deux fois la vue abolie ; deux fois la vision quantitative seulement; dans aucun des cas restants la vision n'a été supérieure à 1/12. Ces résultats prouvent surabondamment que, bien que rarement compliquée d'hypopyon, les plaies par éclat de bois n'en sont pas moins des plaies dont le pronostic est fort sérieux.

§ IV. — **Plaies contuses** (suite) *(éclats de verre)*

	a	*b*	*c*	*d*	*e*	*f*	*g*
Non pénétrante							
Pénétrante — partielle	»	»	»				»
Pénétrante — totale							
Pénétrante — à cheval				»	»	»	
Hernie		»					»
Enclavement			»		»		»
Iritis	»		»			»	
Cataracte			»		»		
Sympathie	»			»		»	
Jours de traitement	10	s d	52		150		
Guérison	»	»					
Œil irritable			»				
Vision				0	$\frac{1}{6}$		
Énucléation				r		»	
Synéchie							»

Les plaies contuses par éclat de verre sont au nombre de sept ; l'une de ces sept observations est à citer, en ce sens qu'un corps étranger a été la cause occasionnelle d'un irido-cyclite avec sympathie sur l'autre œil se développant douze ans après.

Voilà encore un exemple qui prouve combien la question des responsabilités et des dommages est compliquée quand il s'agit de blessures de l'œil et des conséquences qui peuvent en être le fait.

Dans ce cas, à supposer que le patient ait été, les deux fois, traumatisé par un tiers, directement ou par son fait, le premier tiers n'est pas responsable d'une complication qui ne se serait peut-être pas produite sans le deuxième traumatisme, et d'une autre part, en bonne justice, le deuxième tiers ne doit pas être tenu à réparation d'un dommage qui aurait été sans conséquences probables dans un œil sain de par ailleurs : de sorte que, des deux parts c'est le plus innocent qui supporte les conséquences. Je ne tiens pas compte, bien entendu, de la prescription.

Les sept plaies dont nous nous occupons sont pénétrantes, ce qui tient à ce que l'objet traumatisant est plus tranchant que contondant.

Dans deux de ces traumatismes, il y a eu guérison, dans un autre, œil irritable. Il est remarquable que dans les trois cas dont la terminaison est particulièrement défavorable *(d)* $v = o$; *(c)* $v = 1/6$, *(f)* énucléation, la sclérotique avait été intéressée. Depuis longtemps la gravité particulière des plaies de la région ciliaire est signalée.

Il est aussi à remarquer que les bords de la plaie

étant moins contus que dans les traumas par éclat de pierre, et l'instrument vulnérant étant en général plus propre à cause de son poli, il y a moins de danger de voir la plaie s'infecter et amener l'ulcère à hypopyon.

De ce qui précède, on peut conclure que les plaies par éclat de verre sont relativement bénignes, lorsqu'elles ne sont ni trop profondes, ni trop étendues, et surtout lorsqu'elles ne se compliquent pas de plaies scléroticales.

---

§ V. — **Plaies contuses** (suite) (*par branches d'arbre*)

	a	*b*	*c*	*d*	*e*	*f*	*g*	*h*
Non pénétrante					»	»		
Pénétrante .. partielle		»	»	»			»	»
Pénétrante .. totale								
Pénétrante .. à cheval	»							
Ulcération					»	»		
Iritis	»		»			»	»	»
Ophtalmite	»							
Cataracte		»	»	»			»	»
Trouble du vitré								»
Phthisie								»
Sympathie			»					
Journées de traitement	»	43	35	s d	21	25	s d	76
Guérison					»	»		
Synéchie				«				»
Vision		o		q			q	q
Enucléation	»		»					»

Dans ces huit traumatismes les branches d'arbres ont agi deux fois en éraillant (*e. f.*) et alors la guérison a été rapide, et six fois en piquant et contondant et alors le résultat a été mauvais : trois énucléations une pour ophthalmite (plaie à cheval), une pour phthisie et l'autre pour sympathie. Dans les trois autres cas la vision a été perdue complètement une fois et deux fois elle est restée quantitative.

Dans ces six cas désastreux, la gravité relève de la violence même du trauma excepté dans le cas de panophthalmie, où la plaie intéressait la sclérotique.

Ces plaies par branches d'arbre sont donc particulièrement graves, et cela tient à ce que, agissant généralement en se redressant avec force, elles contusionnent profondément en même temps qu'elles piquent et déchirent.

---

§ VI. — **Plaies contuses** (suite) *(Clous)*

	a	*b*	*c*	*d*	*e*
Non pénétrante					
Pénétrante. à cheval					»
Pénétrante. partielle	»	»	»	»	
Pénétrante. totale					
Abcès	»				
Hernie	»			»	»
Staphylôme	»			»	
Enclavement					»
Iritis			»		
Cataracte				»	
Ulcère à hypopyon					
Sympathie		»			
Panophthalmie					
Atrésie pupillaire			»		
Traitement	23	»	»	s.d.	19
Guérison	»				
Synéchies					»
Néphélion					
Albugo		»			
Vision		0	(	0	0,5
Enucléation		r.			
Staphylôme général		»			

Je ne dois pas laisser passer sans la signaler, l'observation (*e*) qui a pour sujet l'histoire d'une plaie contuse par clou incandescent. La plaie cornéenne qui a cinq millim. de longueur intéresse la sclérotique et pourtant les suites sont relativement bénignes (enclavement et $v = o\ 5$) si l'on considère la gravité toute particulière des plaies de la région ciliaire. La réaction inflammatoire, que l'observation originale a consignée très légère, n'est-elle pas le résultat de l'aseptie parfaite de l'instrument vulnérant et en même temps incandescent. Malheureusement c'est là une observation isolée.

Nous remarquerons à la suite de ce tableau que les plaies par clou sont toutes perforantes ce qui n'a pas lieu de nous surprendre étant donné le *modus faciendi* de ces blessures. En effet, ce n'est pas le clou qui frappe l'œil ordinairement mais bien l'œil c'est-à-dire la tête qui frappe le clou. Pourtant comme l'agent du traumatisme est sensible, en quelque sorte, puisque c'est le blessé lui-même qui le produit, le clou n'est pas enfoncé très loin : et en effet, sur les cinq observations notées ci-contre nous ne trouvons qu'un cas de cataracte, ce qui pourrait nous étonner si nous ne considérions que la forme de l'instrument de la blessure. Sur ces cinq observations nous n'en notons pas moins une énucléation, 3 visions égales à *o* et une à *o,5;* une fois en effet, nous pouvons noter la sympathie ; une fois, comme nous l'avons déjà dit, la cataracte, et deux fois une atrésie pupillaire et synéchie par complication d'iritis. Le pronostic de ces plaies au moins pour ce qui est de cette statistique est donc fort grave.

§ VII. — Plaies contuses diverses

	Coup de Corne	Coup de Pioche	Coup d'ongle	Coup de Bec	Coup de Fleuret	Plaque de Tôle	Balle de Flobert
Non pénétrante							
Pénétrante — totale						»	
Pénétrante — partielle				»			»
Pénétrante — à cheval	»				»		
Hernie							»
Iritis	»						
Panophtalmie	»				»		
Sympathie		»					
Phthisie		»					
Cataracte				»		»	
Traitement							
Guérison							
Leucôme						»	
Néphélion			»				
Albugo							
Vision				0		0	$\frac{2}{10}$
Synéchies			»	»			
Enucléation	»	»			r	»	
Enclavement							»

Ces observations de traumas divers groupés ensemble n'offrent par grand intérêt, puisqu'ils sont isolés ; néanmoins nous devons citer comme remarquable une plaie par coup d'ongle qui, corroborant ce qu'a signalé, le premier, je crois, M. le professeur de Arlt, s'est accompagnée de douleurs intermittentes avec photophobie et larmoiement, ce qui aurait pu donner le change pour une névralgie d'une branche du trijumeau, si l'on n'avait pas les résultats de l'examen local de l'œil qui dans le cas particulier éclairent le diagnostic : car précisément, chose rare pour ce traumatisme, nous avons une synéchie antérieure presque totale, par suite d'iritis.

A signaler aussi une observation de trauma ancien par coup de pioche qui a été suivi d'atrophie et qui au bout de 14 ans a éveillé de la sympathie et forcé à l'énucléation.

Les cas isolés de ces traumatismes que nous avons relevés dans ce dernier tableau des plaies contuses nous dispensent, par leur isolement même, de formuler un pronostic quelconque.

Avant de terminer cet examen des plaies contuses nous demanderons la permission de signaler la persistance possible à la suite de ces lésions, outre des néphélions et opacités qui gênent plus ou moins la vision et dont on apprécie le degré et l'étendue à l'aide de l'éclairage oblique, la persistance, dis-je, de dépolis cornéens, d'inégalités de surface de la membrane transparente qui, ainsi qu'aime à le dire notre maître M. le professeur Gayet, disperse alors les rayons lumineux à la manière des bouchons de carafe à facette.

C'est là une source à réclamations de dommages à laquelle l'expert doit apporter toute son attention. Dans le cas particulier qui nous occupe de dépolis cornéens et d'inégalités de surface qui constituent l'astigmatisme irrégulier, l'expert ne peut évaluer que grossièrement le degré de la lésion et voici comment il s'y prend : Le malade est placé le dos au jour et il fixe le centre d'un disque partagé par des cercles concentriques vivement colorés (disque tel que le présente, par exemple, l'appareil de Messieurs Javal et Schiotz dont nous parlerons plus loin à propos de l'astigmatisme régulier). L'image des cercles reçue par la cornée est réfléchie par elle, et l'expert regarde cette image par le trou du disque : il est clair que, si la cornée a une surface unie et régulière, l'image sera aperçue plus petite et régulière, les cercles étant parfaitement concentriques ; mais vienne une irrégularité, une dépression, et un cercle ou plusieurs, suivant l'étendue de la lésion, auront leur image échancrée sur les bords, rongée, quelquefois de la façon la plus bizarre.

Que si l'on ne dispose pas du disque coloré qui permet, jusqu'à un certain point, de reconnaître le degré de la lésion au nombre de cercles réfléchis irrégulièrement, on peut le remplacer facilement par un simple carré de papier blanc percé à son centre ; employé comme le disque de Javal ce carré de papier donne des résultats plus grossiers mais encore en bien des cas suffisants : on constate alors, en cas d'astigmatisme irrégulier, que l'image du carré est déformée, rongée sur ses bords (1).

Nous reviendrons du reste sur ce sujet de l'astigmatisme à propos des suites des plaies cornéennes par le couteau, suites que mon ami M. A. Masson, chef de clinique de M. le professeur Gayet, fait connaître dans un travail qu'il a eu l'amabilité de me communiquer; ce dont je le remercie vivement.

---

(1) Ce carré de papier joue absolument le rôle de l'astigmomètre de Messieurs Wecker et Masselon.

CHAPITRE II

Plaies par instruments tranchants

(Plaies par le couteau)

	a	*b*	*c*	*d*	*e*	*f*	*g*	*h*	*i*
Non pénétrante									
Pénétrante. partielle				»	»	»		»	
Pénétrante. totale	»						»		»
Pénétrante. à cheval		»	»				»		
Hernie									
Enclavement	»			»					
Staphylome				»					
Kératite à hypopion									
Iritis		»							»
Cataracte			»		»	»			
Sympathie									»
Panophthalmie							»		
Phthisie		«							
Issue du vitré							»		
Traitement	25		s d	34	54	38			
Guérison									
Vision	0		q		0	$\frac{1}{50}$		$\frac{1}{12}$	
Enucléation		»					»		»
Synéchie				»					

A la simple lecture du tableau synoptique qui précède on remarque que les plaies par instruments tranchants, dont la nomenclature est comme on le voit très peu compliquée, car j'ai réuni sous le nom générique de blessures par le couteau toutes les plaies réellement produites par un instrument tranchant qu'on l'appelle couteau, rasoir, canif ou bistouri, on remarque, dis-je, que ces plaies par instruments réellement tranchants ont été graves :

1° Parce que le trauma a été trop profond [(*c. e. f.* cataractes) (*g.* issue du vitré)] :

2° Parce que la section de la cornée a intéressé la région ciliaire (panophthalmie, phthisie, énucléation, deux cas) ;

3° Parce que la section de la cornée ayant été trop considérable, il y a eu enclavement irien (*a. d.*).

Est-ce à dire qu'il faille conserver à ce genre de plaies un pronostic fâcheux ? je ne le pense pas, et avec tous les ophthalmologistes je concluerai à l'innocuité relative immédiate des plaies par instruments tranchants, lorsque cet instrument est propre.

Un travail de mon ami M. A. Masson, dont j'ai déjà parlé, met en relief un fait curieux et qui peut intéresser le médecin expert au plus haut point. Il s'agit encore d'astigmatisme : M. A. Masson émet ce fait, qu'une plaie régulière de la cornée qui se cicatrise, le fait de telle sorte, que l'un des bords de la blessure se porte en retrait sur l'autre ce qui amène forcément la production d'une astigmatisme par changement de longueur dans les rayons de courbure.

Cet astigmatisme régulier peut s'évaluer en dioptries ; mais, fait encore plus remarquable, il va en s'atténuant avec le temps, ce qui constitue un fait bien précieux pour le médecin expert.

A l'appui de cette affirmation je publie tout au long l'observation suivante que M. Masson rapporte brièvement dans sa thèse et qu'il a bien voulu me communiquer parce qu'elle intéresse vivement le médecin légiste.

X... 28 ans, ouvrier zingueur.

Bonne vue antérieure, n'a jamais eu à se plaindre de son acuité visuelle dans l'exercice de son métier assez minutieux.

Étant occupé à couper à l'aide de cisailles un morceau de fer-blanc, un éclat de celui-ci lui sauta dans l'œil droit.

La plaie examinée avec soin, a l'aspect linéaire, à direction horizontale, elle coupe la cornée suivant un de ses diamètres ; à l'aide d'une pointe mousse on constate très facilement que la section a été complète, puisque l'on peut en déprimant l'une des lèvres faire jaillir l'humeur aqueuse.

Pas de réaction inflammatoire de voisinage, pas d'enclavement irien : on prescrit un pansement avec occlusion et atropine. Les suites sont très simples.

Au cinquième jour le malade reprend son travail en conservant seulement un bandeau qu'il enlève au dixième jour.

Cinq jours après, c'est-à-dire quinze jours après l'accident, cet ouvrier revient à la consultation pour dire que sa vue n'est pas redevenue ce qu'elle était auparavant ; il a très bien remarqué que les lignes les plus droites, quand elles sont verticales, ne lui paraissent pas régulières, ce qui le gêne considérablement dans certaines appréciations.

Un examen minutieux à l'éclairage oblique ne montre qu'une cicatrice linéaire qui ne peut pas expliquer à elle seule l'intensité du trouble de la vision qui mesure à l'échelle de M. le professeur Monoyer 4/10 seulement.

En examinant cette cornée avec le moyen indiqué plus haut, on constate manifestement que la diminution d'acuité est due à un astigmatisme produit par une soudure un peu irrégulière des deux lèvres de la plaie cornéenne.

La fente sténopéique et le trou d'épingle n'améliorent pas beaucoup ce malade à cause de la situation de la région déformée absolument centrale. Le malade, très intelligent, comprenant lui-même sa situation et s'en rendant compte exactement est renvoyé avec la promesse d'une amélioration progressive avec le temps.

Revu à plusieurs reprises il a constaté en effet l'amélioration progressive annoncée et l'on n'a pu retrouver la cicatrice primitive qu'à grand peine.

On remarquera que dans l'observation qui précède on n'a pu améliorer la vue avec le trou d'épingle, la fente sténopéique ou les verres cylindriques parce que la lésion était centrale, mais il n'en n'est pas toujours ainsi et l'expert devra toujours tenir compte de l'atténuation possible des effets de l'astigmatisme sur l'acuité visuelle (1).

---

(1) L'expert, s'il a en main l'appareil complet de MM. Javal et Schiotz évaluera très rapidement en dioptries l'astigmatisme régulier, et comparera facilement entre eux les résultats qu'il obtiendra dans des examens répétés à des intervalles de temps qu'il jugera nécessaires.

L'astigmomètre de M.M. Wecker et Masselon, ou le simple carré de papier, fourniront au besoin des renseignements suffisants pour un examen approximatif.

CHAPITRE III

Plaies par piqûres.

	Aiguille	Epine (*a*)	Aiguilles à tricoter	Aiguillon	Epine (*b*)
Non pénétrante............					
Pénétrante...............	»	»	»	»	»
Cataracte................	»	»			
Phthisie.................					»
Sympathie................				»	»
Traitement...............	»	»	4		
Guérison.................			»		
Opération de cataracte......	»				
Panophthalmie............	»				
Enucléation..............	»			»	r.
Tache petite.............			»		

Nous signalerons en passant cette opération de cataracte compliquant une piqûre par aiguille suivie de panophthalmie et d'énucléation. Nous ne voulons du reste tirer de ce fait aucune conséquence.

Une observation remarquable est celle de ce coup d'aiguillon qui est suivi, après trente-deux ans de silence, de sympathie qui nécessite l'énucléation, ce qui n'empêche pas deux ans plus tard, la baisse de la vue dans l'œil resté sain.

C'est une observation à rapprocher de celles déjà citées et qui ont servi du base à mon jugement sur l'impossibilité dans laquelle se trouve un expert d'évaluer exactement un dommage oculaire. Dans l'observation de l'épine (*b*), la sympathie arrive vingt-huit ans après la perte de l'œil.

En résumé, des trois énucléations qui ont suivi les blessures par instruments piquants, une est à attribuer à une complication suite d'opération chirurgicale, les deux autres sont le fait de la sympathie développée après un très long silence. Si le nombre restreint de ces observations ne nous interdisait toute généralisation nous serions amené à conclure à la gravité, pour l'avenir, de ces plaies cornéennes par instruments réellement piquants.

CHAPITRE IV

§ I. — **Corps étrangers** *(Paillettes)*

	a	*b*	*c*	*d*	*e*	*f*	*g*	*h*	*i*	*j*	*k*	31 paillettes
Plaie pénétrante .	»											
Plaie non pénétr.		»										
Iritis..........	»			»								
Abcès								»				
Cataracte.......	»											
Petit ulcère.....		»	»				»		»			
Œil irritable					»							
Sympathie......											»	
Journées de traitement.	21	»		22	21	4			8	8		
Extraction......	»	»	»				»					
Raclage.						»						
Guérison.......				»					»			Guérison par extraction.
Petite taie......		»	»				»					
Néphélion......					»	»						
Synéchie.......										»		
Staphylome.....											»	
Enucléation.....											»	
Vision.........	0											

Je signalerai l'observation (*a*), où une paillette qui avait fait une plaie pénétrante a été extraite des bords de la plaie cornéenne après avoir amené de l'iritis et une cataracte; en toute justice cette observation reviendrait peut-être aux plaies pénétrantes par instruments tranchants ou à la fois tranchants et contondants.

Il est à remarquer que lorsque les paillettes de fer sont simplement implantées dans la cornée faisant le moins de dégâts possibles, elles peuvent séjourner dans la petite plaie qu'elles ont faite pendant plusieurs jours sans grande réaction inflammatoire, à moins que, proéminant à la surface de la membrane transparente, elles n'irritent les paupières. Dans tous les cas l'extraction est suivie de guérison rapide.

Sur quarante-deux paillettes rapportées sur le tableau synoptique, on voit que trente et une ont été extraites immédiatement et que l'opération a été suivie de guérison rapide. Une seule paillette a donné lieu à une énucléation par suite de staphylôme suivi de sympathie après quatre ans; sur les onze cas où il y a eu quelques symptômes, une fois on a observé une cataracte, une fois des synéchies et huit fois de petites taches ou de légers néphélions.

De tout ce qui précède il résulte que les traumas par paillettes sont remarquablement bénins, même alors que l'extraction n'a pas été faite immédiatement après l'accident.

§ II. — **Corps étrangers** (suite) *(Eclats de pierre)*

	a	*b*	*c*	*d*	*e*
Iritis....................					
Infiltrat..................			»		
Hypertonie................			»		
Ophthalmie blennorhagique ..				»	
Traitement			23		
Extraction................	»	»			»
Guérison..................	»	»			»
Petite tache			»		

Dans l'observation (*e*) nous notons une vive réaction parce que le corps étranger a séjourné un mois.

L'observation *(d)* est particulière en ce qu'il s'agit d'un maçon qui, dès qu'il a reçu son corps étranger s'est empressé, sur l'avis d'un camarade, de se laver l'œil avec son urine ; la conséquence de ce beau traitement a été une ophthalmie blennorrhagique. Dans ce cas il est bien évident qu'en cas d'action en justice contre le patron celui-ci devrait être dégagé de toute responsabilité.

Sur ces cinq cas de petites pierres formant corps étrangers il y a trois guérisons immédiates par extraction, une conjonctivite blennorrhagique arrivée comme l'on sait et une guérison avec petite taie.

Là encore les corps étrangers sont relativement bénins, mais il faut pour cela qu'ils soient suffisament petits pour ne pas faire de plaies contuses appréciables, car l'on sait la gravité toute particulière des plaies contuses par éclat de pierre.

Sur cinq cas de corps étrangers par barbe de blé que nous avons recueillis, et pour lesquels j'ai cru inutile de présenter un tableau synoptique, la réaction a été très légère et la guérison rapide après extraction. Ce résultat n'a pas été sans nous surprendre vivement, connaissant de par ailleurs la gravité toute particulière des kératites dites du moissonneur. Peut-être que dans le cas de kératite à hypopyon il y a eu non seulement piqûre mais contusion et éraillure par l'épi de blé, peut-être aussi que les observations de ces abcès d'un genre tout particulier ont été rangées dans un autre recueil d'observation que celui des traumatismes et ont échappé à mes recherches.

Je passe sous silence les observations de quelques autres corps étrangers comme élytres d'insectes, grains de poussière ou de poudre, petit morceau de bois; il y a toujours eu guérison par extraction sans réaction inflammatoire notable.

CONCLUSIONS

I. Les corps étrangers de la cornée ne sont suivis d'aucun accident sérieux pourvu qu'ils ne laissent pas de plaie appréciable après leur extraction, auxquels cas ils ne font que déterminer des plaies contuses qui ont leur pronostic propre, ainsi qu'il sera dit plus loin.

II. Les plaies par piqûres, d'après notre statistique, auraient un pronostic immédiat bénin, mais des réserves devraient être faites pour l'avenir en prévision d'accidents sympathiques possibles.

III. Les plaies par instrument tranchant sont bénignes, si l'instrument qui les a produites est propre, si la plaie n'est ni trop profonde ni trop étendue, si enfin elle n'empiète pas sur la sclérotique, auquel cas on a à craindre les irido-cyclites, la sortie du vitreum, la phthisie. Les plaies par instruments tranchants sont toujours suivies après cicatrisation d'astigmatisme ; cet astigmatisme presque régulier va en s'atténuant ave le temps, si bien que l'expert doit réserver son pronostic et ne pas croire les troubles de la vision qui suivent immédiatement la guérison comme définitifs.

IV. Les plaies contuses sont toujours graves ; elles

le sont d'autant plus qu'elles sont plus étendues en surface et qu'elles s'accompagnent de plus de contusion et de commotion ; les plus graves de toutes sont les plaies par éclats de pierre.

Je terminerai ces conclusions, qui, si elles n'ont pas le mérite de la nouveauté, ont au moins celui d'être étayées sur de nombreux faits, en affirmant cette proposition : que lorsqu'il s'agit de traumatisme oculaire l'expert ne saurait être trop réservé sur l'indication des suites probables et sur le dommage qu'elles peuvent causer, ne perdant de vue en aucun cas que, s'il est vrai que des lésions légères (néphélion, astigmatisme) peuvent s'atténuer avec le temps et dans certains cas, il est non moins vrai que des traumatismes, qui en apparence n'ont laissé que des traces légères, peuvent après un certain temps, quelquefois fort long, sous l'action d'une cause occasionnelle quelconque ou spontanément, être cause de sympathie de l'œil malade sur l'œil sain et compromettre la vision dans les deux yeux : une affirmation catégorique de l'innocuité pour l'avenir ne pourra être faite que lorsqu'il s'agira d'une plaie non perforante guérie sans laisser derrière elle aucune adhérence de l'iris.

Lyon, le 13 juillet 1883.

Imp. Waltener et Cie, rue Belle-Cordière, 14. — Lyon.

www.ingramcontent.com/pod-product-compliance
Ingram Content Group UK Ltd.
Pitfield, Milton Keynes, MK11 3LW, UK
UKHW021124230726
13926UKWH00002B/634